缺血性卒中二级预防患者指南

主审◎褚晓凡
主编◎蔡继福 王瑞香 朱思静
绘画◎朱超

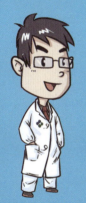

电子工业出版社
Publishing House of Electronics Industry
北京·BEIJING

未经许可,不得以任何方式复制或抄袭本书之部分或全部内容。
版权所有,侵权必究。

图书在版编目(CIP)数据

缺血性卒中二级预防患者指南/蔡继福,王瑞香,朱思静主编.—北京:电子工业出版社,2022.10
ISBN 978-7-121-44373-2

Ⅰ.①缺… Ⅱ.①蔡… ②王… ③朱… Ⅲ.①脑缺血-脑血管疾病-基本知识 Ⅳ.①R743.31

中国版本图书馆CIP数据核字(2022)第193103号

责任编辑:王梦华
印　　刷:中国电影出版社印刷厂
装　　订:中国电影出版社印刷厂
出版发行:电子工业出版社
　　　　　北京市海淀区万寿路173信箱　邮编:100036
开　　本:880×1230　1/32　印张:2.75　字数:60千字
版　　次:2022年10月第1版
印　　次:2022年10月第1次印刷
定　　价:28.00元

凡所购买电子工业出版社图书有缺损问题,请向购买书店调换。若书店售缺,请与本社发行部联系,联系及邮购电话:(010)88254888,88258888。

质量投诉请发邮件至zlts@phei.com.cn,盗版侵权举报请发邮件至dbqq@phei.com.cn。

本书咨询联系方式:QQ375096420。

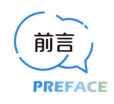

前言
PREFACE

　　患者指南是在循证医学理念的指导下，以患者关注的健康问题为中心，以当前可获得的最佳证据为基础，制订出来的适合患者使用的指南，又称患者版本指南。

　　本指南适用于以下情况：

★您已被诊断为缺血性卒中；

★您的家人或朋友被诊断为缺血性卒中；

★您自己或家人存在罹患缺血性卒中的高危因素；

★您是医务工作者或相关卫生政策的制订者。

　　本指南的主要目的是让成年患者及其家人了解他们在罹患缺血性卒中后应该接受的治疗和护理。本指南的大部分内容适用于患者，但我们也建议家庭成员和看护者同时阅读本指南。

　　缺血性卒中是一种慢性疾病，患者在整个康复进程中了解疾病的相关知识是十分必要的。但是，通过网络等媒体获取的知识相对来说比较碎片化，而且说法不一，可靠性难以考证，这可能会导致患者对疾病的防治形成误解。传统的健康宣教折页、医护人员口头宣教虽然更具有科学性，但其在一定程度上也缺乏内容的连贯性。最具科学性、系统性的临床实践指南主要是为了指导医务工作者的临床实践，患者对这一类指南的理解难度较大，这使得患者在阅读临床实践指南后从中获益不大。这些都不利于患者与医护人员参与共同决策，进行自我疾病管理。

　　为了帮助患者更好地参与疾病的治疗与护理，我们通过参考权威的临床实践指南，将晦涩难懂的专业知识系统地转化为容易理解的内容，编撰了这本《缺血性卒中二级预防患者指南》。本书语言表述浅显易懂，配以诙谐幽默、生动形象的漫画图增强读者对疾病知识的理解，从而使读者轻松愉悦地获得科学、系统的缺血性卒中的二级预防指导相关知识。

作为国内首部缺血性卒中二级预防的患者指南，我们期望这本手册在提升公众二级预防知识与意识、降低卒中复发事件以及增进医患和谐等方面起到积极作用。我们也将根据临床实践指南的更新对本书进行不断完善。

在此，由衷地感谢徐铅辉、张作洪、梁伟、曹高镇、肖海兵、曾文双、张双和贾秀萍等各位主任，晏利姣博士以及周丽琼、曹建芬、李维佳、潘夏蓁、黄芳梅、霍然、郭青等护士长，他们在本书的编撰过程中提出了很多指导性的意见。由于编者水平有限，疏漏之处在所难免，欢迎广大读者批评指正。我们也将不断前行，成就更好的作品！

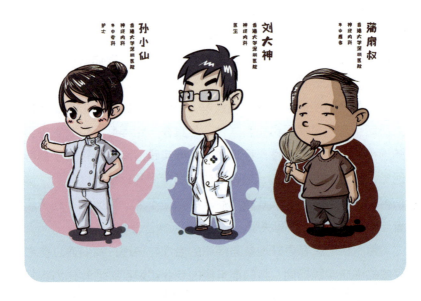

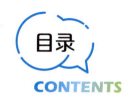

目录
CONTENTS

第一章 认识脑卒中 ················ 001

一 脑卒中是什么？ 002
二 发生脑卒中会怎么样？ 003
三 如何识别脑卒中？ 005
    1. 中风 120 005
    2. FAST 006
四 发生脑卒中去哪里靠谱？ 006
    决策小锦囊 008

第二章 缺血性卒中的治疗与病因评估 ········· 011

一 缺血性卒中常规诊疗思路 013
二 急性缺血性卒中血管再通治疗 015
三 其他治疗方法 018
四 寻找病因 020
    决策小锦囊 023

3 第三章
缺血性卒中二级预防 ········· 025

- 一 危险因素控制　　　　　　　　　028
  - （一）高血压　　　　　　　　　029
    - 1. 确定血压控制目标　　　　030
    - 2. 选择合适的降压药　　　　030
    - 3. 日常控制血压的注意事项　031
  - （二）糖代谢异常　　　　　　　031
  - （三）吸烟　　　　　　　　　　034
  - （四）饮酒　　　　　　　　　　035
  - （五）肥胖　　　　　　　　　　036
- 二 药物预防　　　　　　　　　　　037
  - （一）抗栓药物　　　　　　　　037
    - 1. 抗血小板药　　　　　　　039
    - 2. 抗凝药　　　　　　　　　041
  - （二）他汀类药物　　　　　　　043
- 三 手术预防　　　　　　　　　　　045

4 第四章
缺血性卒中的并发症 ········· 051

- 一 脑水肿与颅内高压　　　　　　　052
- 二 脑梗死后出血转化　　　　　　　054
  - 1. 高风险人群有哪些？　　　　054
  - 2. 出血转化是如何引起的？　　055

	3. 出血转化如何治疗?	056
三	深静脉血栓	056
四	吞咽障碍	058
五	卒中相关性肺炎	061
六	排尿障碍	063
七	卒中后抑郁	065
	1. 重视心理治疗	067
	2. 药物辅助治疗	068

第五章
缺血性卒中康复治疗 ········· 069

一	为什么要进行康复治疗?	070
二	缺血性卒中康复治疗有哪些?	072

参考指南 ················· 078

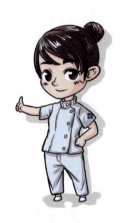

第一章
认识脑卒中

脑卒中是什么?

脑卒中,也叫脑血管意外,就是人们口中常说的"中风",它分为出血性卒中和缺血性卒中。出血性卒中包括脑出血、蛛网膜下腔出血;缺血性卒中包括急性脑梗死(急性缺血性卒中)、短暂性脑缺血发作(TIA),其中急性脑梗死占全部脑卒中的69.6%~70.8%。

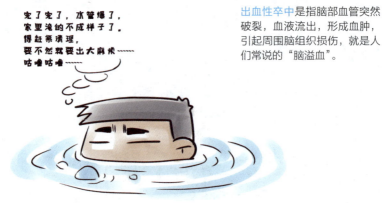

出血性卒中是指脑部血管突然破裂,血液流出,形成血肿,引起周围脑组织损伤,就是人们常说的"脑溢血"。

缺血性卒中是指头颈部血管堵塞,血液供应不足,引起相应区域的大脑组织缺血、坏死,也就是人们常说的"脑梗死"。

第一章 | 认识脑卒中

短暂性脑缺血发作（TIA）常被称为"小中风"，是指由于头颈部的血管狭窄或微小血栓引起的短时间脑供血不足，从而出现一过性手脚无力、发麻、说话含糊或困难、眼睛看东西模糊等症状。所谓"一过性"，是指症状通常持续十几分钟到数十分钟，最长不超过24小时。

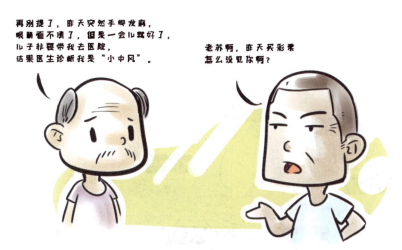

TIA是缺血性卒中的预警信号，发生后要及时就医。

三 发生脑卒中会怎么样？

人的大脑是人体的最高指挥官。不同大脑区域负责指挥不同的日常活动，如运动、感觉、语言（听、说、读、写）、思考、排泄（大小便）等功能，但这些功能的维持依赖于脑部正常的血液供应。一旦头颈部血管发生狭窄、闭塞或破裂，血液供应发生变化，就会引起相应大脑区域的功能障碍。

缺血性卒中二级预防患者指南

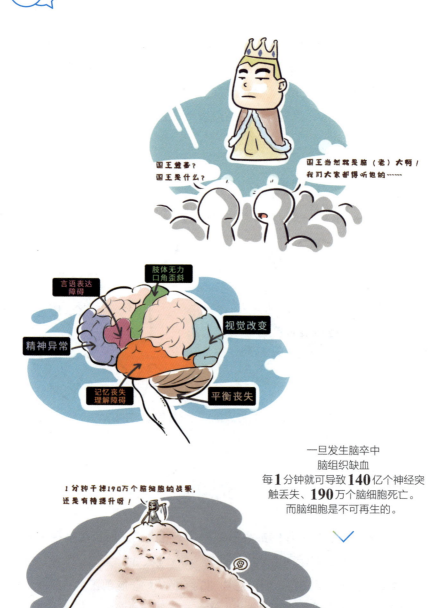

一旦发生脑卒中
脑组织缺血
每 **1** 分钟就可导致 **140** 亿个神经突触丢失、**190** 万个脑细胞死亡。而脑细胞是不可再生的。

第一章 | 认识脑卒中

所以，一旦怀疑是脑卒中，要立即拨打"120"。"120"能快速将您送往有卒中救治能力的医院。到院时间越早，救治手段越多（如缺血性卒中可溶栓、取栓等），效果也就越好，每提前30分钟治疗就有可能让严重残疾和死亡的风险降低10%。

"时间就是生命，时间就是大脑"！

如何识别脑卒中？

快速识别脑卒中是救治的第一步，也是赢得抢救时间的关键。发生脑卒中会有什么症状呢？有两种能够快速识别脑卒中的工具：中风120和FAST。

① 中风120

1 看 —— 一张脸，不对称、嘴巴歪。

0（聆）听 —— 说话口齿不清、说不明白。

2 查 —— 两只胳膊，单侧无力、不能抬。

出现上述任何一种症状，都要立即拨打"120"，时间就是大脑，送医争分夺秒！

"1、2、0"的含义：

1：看一张脸，是否出现不对称，即嘴巴有无发生歪斜。

2：查两只胳膊或两条腿，同时抬起时有无单侧胳膊或腿出现无力抬起的情形。

0："聆"听，聆听对方说话，是否出现言语困难、口齿不清或听不明白的情况。

2.FAST

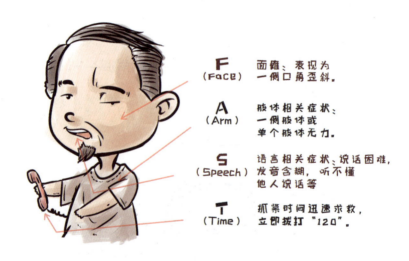

发生脑卒中去哪里靠谱？

脑卒中的救治需要多个科室紧密协作，以便在最短时间内完成诊断、溶栓、手术等一系列复杂、高风险的操作。并非所有医院都有条件救治急性脑卒中的患者。2016年，深圳市脑血管病救治质

第一章 | 认识脑卒中

量控制中心评估全市各大医院的救治能力后,率先发布了全国第一张"溶栓地图"。读者可关注深圳卫健委、深圳市卒中学会等公众号,查找相关信息就近就医。

什么样的医院具备脑卒中救治能力?

① 具有完善的脑卒中急救流程和绿色通道。

 ② 拥有24小时待命的多学科团队(急诊科、检验科、影像科、神经内外科、麻醉科、介入治疗团队、护理团队等)。

③ 可24小时开展静脉溶栓、各种血管内治疗(溶栓、取栓、动脉瘤栓塞及开颅手术等)。

截至2020年年底,在深圳市所有脑卒中救治的定点医院中,有6家通过了国家高级卒中中心的认证,分别是香港大学深圳医院、深圳市第二人民医院、南方医科大学深圳医院、深圳市人民医院、北京大学深圳医院、深圳市南山区人民医院。

 决策小锦囊

 如果发生脑卒中,我该怎么办?

缺血性卒中二级预防患者指南

一旦发生脑卒中或有疑似脑卒中的症状,如突然晕倒、口角歪斜、说话不清或说不出来、一侧手脚无力或瘫痪等,请立即拨打"120"。即使症状已经消失,也应立即拨打"120",因为消失的症状很可能是脑卒中的前兆。

我可以自己开车、打车、乘坐地铁或等家人回来送我去医院吗?

不能。自己开车、打车、乘坐地铁或等家人回来后送去医院都有可能延误最佳救治时机;也有可能在途中症状加重,却得不到及时处理。如果怀疑是脑卒中,请立即拨打"120"。"120"能快速将您送往有卒中救治能力的医院,通过绿色通道可以减少时间延误。即使最终是家人送来医院,也要送入急诊科,不可去普通门诊,以免延误抢救时机。

在等待"120"的过程中,我和家人能做些什么?

您可以平卧或侧卧,头部可垫枕头。若您意识不清,家人需保持您的呼吸道通畅,如松解您的领口(胸罩)等,取出假牙,但切忌盲目给您喂水、喂药等,因为卒中患者有发生呛咳的风险,盲目进食容易使您有发生窒息的风险。

第一章 | 认识脑卒中

在等待"120"的过程中,如果我吃东西没有呛咳,可以吃一些药先预防吗?比如阿司匹林、安宫牛黄丸之类的药物?

不可以。如果医生还没有评估您的病情,盲目服药可能会适得其反、加重病情。

绿色通道是什么,我如何找到这条路?

绿色通道是为急危重症患者开辟的急救快速通道,具有先救治后缴费的功能,能使患者在最快和最佳的时间内得到救治。患者到达后,接诊医护人员会对患者做出快速评估;如果病情需要,他们会带领患者立刻开通绿色通道。

第二章

缺血性卒中的治疗与病因评估

缺血性卒中二级预防患者指南

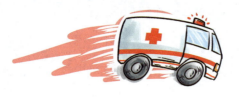

"120"将蒲扇叔送达医院急诊科，经专业医生评估，考虑脑卒中。

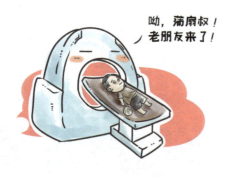

立即前往CT室行颅脑CT（计算机断层扫描）。

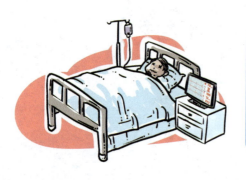

CT结果排除脑出血，符合溶栓时间窗，无溶栓禁忌证，迅速给予阿替普酶进行静脉溶栓；同时行头颈部CTA（CT血管造影）与CTP（CT灌注扫描）检查评估头颈部的血管情况。

第二章 | 缺血性卒中的治疗与病因评估

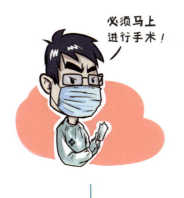

头颈部血管情况符合取栓指征,紧急行动脉取栓手术。

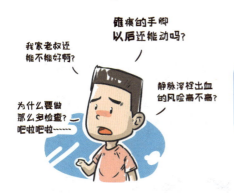

但此时家属犯了难,心中困惑万千,迟迟无法决定是否签署《手术知情同意书》。

缺血性卒中常规诊疗思路

怀疑脑卒中的患者,到达医院急诊科进入绿色通道后会经过医生的层层评估。一旦确诊为缺血性卒中,首先要考虑患者是否有血管再通(静脉溶栓和急诊血管介入治疗)的机会,之后再进行完整的病因评估并实施二级预防。

缺血性卒中二级预防患者指南

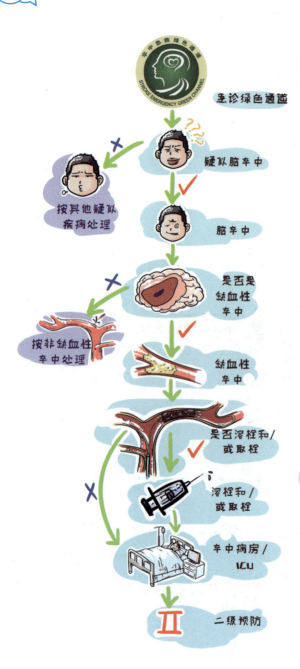

第二章｜缺血性卒中的治疗与病因评估

 急性缺血性卒中血管再通治疗

血管再通的主要方法有两种：静脉溶栓和急诊血管内介入治疗（动脉取栓、颈动脉内膜剥脱术、颈动脉支架置入术等）。权威数据表明，静脉溶栓与动脉取栓能显著降低患者的死亡率，溶栓治疗的获益是其风险的10倍。

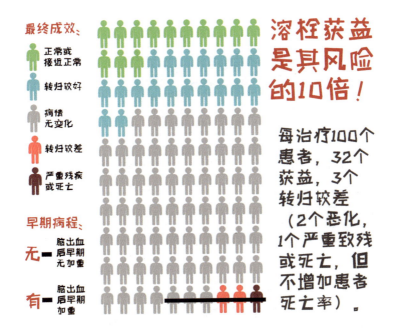

但任何一种血管再通治疗都需要在得到患者或家属的知情同意并签署相关《手术知情同意书》后方可继续进行。在这场"与时间赛跑"的"战堵"中，签字者决策的速度也是患者预后的重大影响因素之一。

静脉溶栓是指从外周静脉注射一种溶栓药物（常用阿替普酶），使堵塞血管的栓子溶解。这是目前缺血性卒中最有效的药物治疗方法。这种治疗方法简单、快速，预后良好，但有导致出血的风险，出血率为1.9%～6.4%。

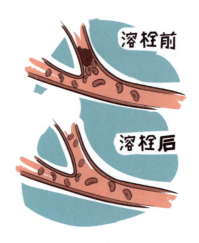

动脉取栓是指经外周动脉开口（常选用桡动脉、股动脉）置入取栓支架，把堵塞血管的栓子拉出，使闭塞的血管再次开通从而恢复血流。目前临床上动脉取栓治疗的平均再通率为59%～88%，是一种安全有效的新技术。

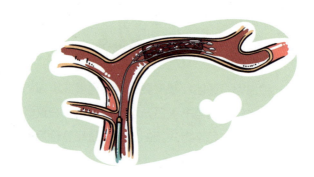

第二章 | 缺血性卒中的治疗与病因评估

一旦确诊为急性缺血性卒中,专业医生会在第一时间评估患者是否有溶栓或取栓的机会。通常发病4.5小时内有溶栓的机会,发病24小时内有取栓的机会,因此患者越早来医院越好,越快能完善头颈部血管评估越好。

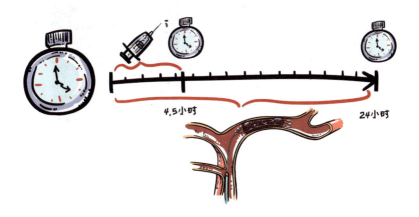

并不是所有符合时间窗的缺血性卒中都可以进行溶栓或取栓治疗。除了详细了解患者病史、征得患者本人及其家属的同意之外,还需要结合患者是否有相关禁忌证;如有出血高风险的患者通常不能溶栓,需要综合权衡评估患者的获益。

头颈部血管评估:颅脑CT用于排查脑部是否出血,头颈部CTA用于了解头颈部的血管情况,头颈部CTP可帮助区分永久性的梗死(不可挽回的脑细胞)和可逆转的缺血半暗带(可以挽回的脑细胞),这些检查有助于静脉溶栓和动脉取栓治疗方案的制定与预后判断。

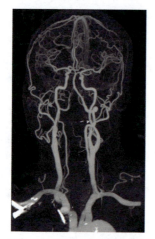
整体无异常CTA脑血管成像图

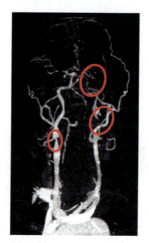
多处异常CTA脑血管成像图

三 其他治疗方法

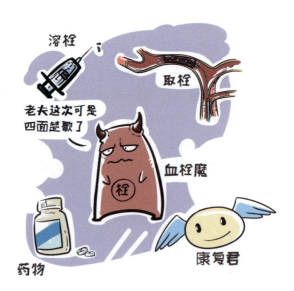

第二章 | 缺血性卒中的治疗与病因评估

药物治疗

1. 二级预防用药：常规使用抗栓药、降脂药，若患者血压高时加用降压药，血糖高时加用降糖药等（详见第三章药物治疗部分）。

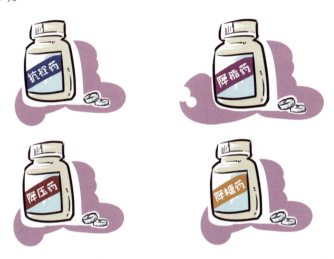

2. 相关并发症用药：如颅内高压使用甘露醇注射液和高张盐水快速静脉滴注以脱水降颅压，肺部感染使用抗生素抗感染治疗，发生下肢深静脉血栓时使用低分子肝素钠抗凝治疗等。

3. 0.9%氯化钠注射液静脉滴注扩容：适用于缺血性卒中急性期的某些特殊情况，如头颈部大动脉严重狭窄所致脑血流灌注不足或进展期缺血性卒中。

就像农田需要水灌溉，脑细胞也需要血液滋养，所以部分患者需要依靠输注0.9%氯化钠注射液

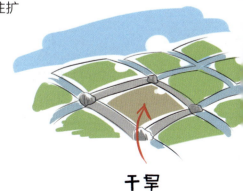

干旱

019

（生理盐水）及多饮水来维持正常的血容量，以预防脑组织血流不足导致的缺血性卒中症状加重或新发急性缺血性卒中。

4. 一般不使用其他改善脑血液循环或神经保护的药物：目前国内外没有权威指南推荐，也没有临床证据表明这类药物可以有效预防及治疗缺血性卒中。

急性期康复治疗

康复治疗包括运动治疗、言语治疗及职业治疗等。康复的根本目的是最大限度地减轻障碍和改善功能，预防并发症，提高患者的日常生活活动能力，最终使患者回归家庭，回归社会。因此，规范的康复治疗方案对患者生存质量的提高十分必要（详见第五章康复治疗部分）。

> 患者离不开医生的指导，医生的方案也需要患者的配合与执行；只有医患紧密协作，才能有效预防脑卒中复发。

四 寻找病因

缺血性卒中的临床分型不同，其二级预防的手段也略有差异。缺血性卒中按照病因分型主要有五型：大动脉粥样硬化型、心源性栓塞型、小动脉闭塞型、其他明确病因型和不明原因型。

第二章 | 缺血性卒中的治疗与病因评估

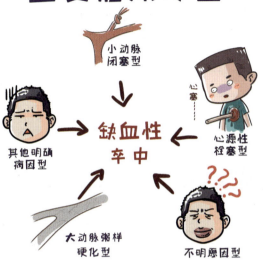

缺血性卒中主要临床分型

借助检查以明确临床分型

大动脉粥样硬化型及小动脉闭塞型：借助头颈部血管彩超、颅脑CT、MRI或DSA等；

心源性栓塞型：借助心电图、心脏彩超以及TCD发泡试验等；

其他明确病因型：如肿瘤原因导致的血液高凝状态，血液透析时抗凝不足引起的缺血性卒中等；

不明原因型：指即使做了很多检查也无法明确病因，但脑部却存在明显的梗死灶。

常用检查分类

颅内病变评估	
颅脑CT	可识别颅内出血,是疑似脑卒中患者的首选影像学检查
颅脑MRI	可识别可逆与不可逆缺血改变,对指导急性缺血性卒中溶栓及取栓治疗有参考价值
灌注CT	在识别急性小梗死灶与后循环缺血性卒中时明显优于颅脑CT,但费用较高、时间稍长及患者本身存在禁忌证(金属植入物、幽闭恐怖症等)
多模式颅脑MRI	包括DWI、SWI、PWI等。DWI在症状出现数分钟即可发现缺血灶,较常规MRI更敏感;SWI可发现CT不能显示的无症状微出血,但指南不推荐溶栓前常规进行检查来排除颅内微出血;PWI可显示脑血流动力学状态
头颈部血管评估	
颈动脉超声/颈部CT血管造影(CTA)	对发现颅外颈部血管病变,特别是狭窄和斑块很有帮助,但CTA须注射造影剂
经颅多普勒(TCD)	可检查颅内血流、微栓子及监测治疗效果,但其局限性是受操作技术水平和骨窗影响较大
磁共振颅脑血管造影(MRA)/颅脑CT血管造影(CTA)	可显示颅内大血管近端闭塞或狭窄,但对无端与分支显示有一定的局限性
高分辨磁共振成像(HRMRI)	血管壁成像在一定程度上可显示大脑中动脉、颈动脉等动脉管壁特征,可为卒中病因分型和明确发病机制提供信息
数字减影血管造影(DSA)	准确性最高,仍是当前血管病变检查的金标准,但主要缺点是有创性和有一定的风险
心脏评估	
心电图	包括常规和24小时动态心电图,可以知晓患者有无心电节律异常,以明确患者有无心肌梗死、房颤等心源性疾患
心脏彩超	包括经食管心脏超声检查,可以明确患者有无心脏结构异常。经食管心脏超声检查及发泡试验可以帮助了解患者有无卵圆孔未闭
心脏心肌缺血标志物	冠心病也是诱发脑血管病的重要因素,两者可以同时发病,心电图检查及肌钙蛋白测定有助于发现冠心病
其他检查项目	
	对疑似脑卒中的患者应进行常规实验室检查,以排除类卒中和其他病因,如血常规、肝肾功能、电解质、血糖、凝血功能等

第二章 | 缺血性卒中的治疗与病因评估

决策小锦囊

缺血性卒中如何确诊?

① 急性发病;② 局灶性的神经功能受损(一侧面部或肢体无力、麻木、语言障碍等),少数为全面神经功能受损(昏迷、肢体全瘫痪等);③ 影像学检查出现主要病灶或症状持续24小时以上;④ 排除非血管性病因;⑤ 颅脑CT或MRI排除脑出血。

从疑似脑卒中到确诊为缺血性卒中,需要医生结合患者的病史、临床症状、神经系统体征及检验检查结果综合判断。

为什么急性缺血性卒中的患者都要先溶栓,而不直接取栓呢?

根据临床实践指南推荐,静脉溶栓是血管再通的首选方法,需遵循静脉使用阿替普酶溶栓优先的原则。如果该患者同时符合静脉溶栓和血管内机械取栓的指征,也应该先接受阿替普酶静脉溶栓治疗,对存在静脉溶栓禁忌证的部分患者使用机械取栓也同样合理。

为什么动脉取栓治疗后偏瘫症状还是没有恢复?

脑血管堵塞后对应的脑细胞在几分钟内就会坏死,即使血流恢复也无法缓解这部分由于脑细胞坏死导致的偏瘫等症状。所以有一些患者在取栓后仍会遗留偏瘫,需要靠后期的康复治疗改善症状。而仅处于缺血状态或轻微缺血的尚未坏死的部分脑细胞在短时间内恢复其血供后,功能可能会得到改善,这是动脉取栓开通血管的主要目的;且血管开通的时间越早,坏死的脑细胞越少,缺血性卒中的后遗症也会越轻。就像农田里的庄稼缺水,已经旱死的禾苗即使浇多少水也无法存活,但处于半干旱或者轻微干旱的禾苗浇水后仍有可能会茁壮成长。

中药或针灸能否治疗缺血性卒中?

大量临床研究证实,中药可以改善神经功能缺损;针灸用于疾病急性期是安全的,可以降低6个月时的病死率与致残率。但是,二者的疗效尚需更多高质量的临床研究证实,可以根据患者的具体情况与意愿决定是否选用中药或针灸。

第三章

缺血性卒中二级预防

经治疗，蒲扇叔得以康复出院。

医生，我今天出院了，谢谢你们的照顾。

不客气，这次脑梗您被送来的比较及时，不算太严重，也不影响日常生活。回家后要按时吃药，饮食要少盐清淡点，一定要把烟酒给戒了。

好的好的，我争取做到。

但是回到家后……

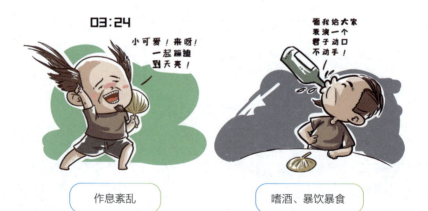

作息紊乱

嗜酒、暴饮暴食

……

第三章 | 缺血性卒中二级预防

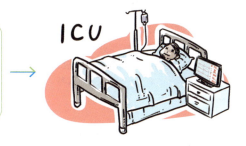

3个月后这位患者被家人发现再次发生了脑卒中，呼叫"120"送往医院，但这次他就不再那么幸运了，住进了重症监护室（ICU）。

故事改编于真实病例，它再次凸显了缺血性卒中二级预防的重要性。数据显示，脑卒中的1年复发率为14.7%，5年复发率高达50%；且临床发现，再次发生脑卒中的后果可能更加严重。

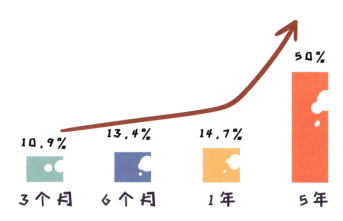

不要灰心，缺血性卒中可防可控，国内外权威指南一致指出：有效的二级预防是减少缺血性卒中复发和死亡的重要手段。

缺血性卒中的二级预防是什么？

缺血性卒中二级预防患者指南

缺血性卒中二级预防是指针对发生过一次或多次脑卒中的患者，通过寻找卒中事件发生的原因，对所有可干预的危险因素进行防控，以预防或降低缺血性卒中的再次发生，减轻残疾程度。

缺血性卒中二级预防的主要内容：

一、危险因素控制

二、药物预防

三、手术预防

 危险因素控制

— 缺血性卒中的危险因素分为两大类 —

不可干预性危险因素
不可干预性危险因素指其存在导致脑卒中复发的风险，但人为很难改变或控制该因素，如年龄、种族、性别、遗传因素等。

可干预性危险因素
可干预性危险因素指其存在虽有导致脑卒中复发的风险，但该因素可防可控，如高血压、糖代谢异常、吸烟、饮酒、肥胖、高血脂、心脏原因、活动少、饮食不健康、心理压力大等。

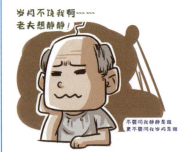

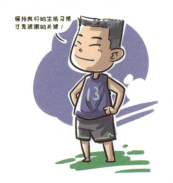

来自全世界32个国家的Interstroke 研究结果显示，上述10项可干预性危险因素与我国94.3%的脑卒中发生有关；因此对于可干预性危险因素应抱以早发现、早干预、早治疗、早达标的积极态度。下面重点介绍5项可干预性危险因素。

（一）高血压

高血压是脑卒中最为重要的独立危险因素，血压越高，罹患高血压的时间越长，脑卒中发生或复发的风险越大。当血压长期超过正常范围（>140/90mmHg），血管内膜易形成"小伤口"，当血液中的血脂、血小板等物质在此聚集形成斑块，使血管变得狭窄，就容易堵塞血管，发生缺血性卒中。

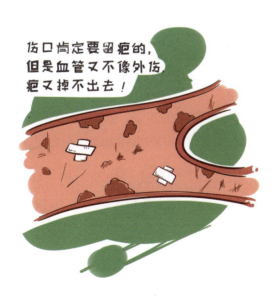

1. 确定血压控制目标

一般情况下：

① 缺血性卒中发病3天内血压在220/110mmHg以内是合理的，除非伴有溶栓、介入手术或合并冠脉综合征等，则需在医生指导下严格调控，可在发病24小时内将血压降低15%。

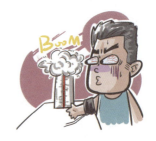

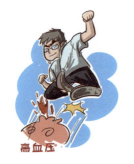

② 缺血性卒中患者稳定后长期血压控制目标为＜140/90mmHg，小动脉闭塞型、合并糖尿病或慢性肾病的患者血压控制应更严格，目标为＜130/80mmHg。

2. 选择合适的降压药

目前临床上降压药的种类较多，医生会根据降压目标，综合考虑药物性能及病史等因素为患者选择合适的降压药并确定剂量。

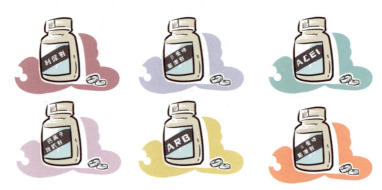

3. 日常控制血压的注意事项

① 遵医嘱服用降压药，不随意增减量或停服；
② 每日固定时间监测血压1~2次（晨起或晚上）；
③ 限制盐分摄入，选用定量盐勺，每日3~4克为宜（玻璃瓶装啤酒一瓶盖的盐为5~6克）；
④ 均衡膳食，控制体重，避免腹型肥胖（脂肪在腹部堆积）；
⑤ 进行适当的体力活动，保持乐观的心态；
⑥ 减轻工作压力，戒烟、限酒。

（二）糖代谢异常

糖代谢异常包括糖尿病、糖尿病前期，后者分为空腹血糖异常（IFG）、糖耐量异常（IGT）或两者兼有，约95%的糖尿病前期患者可发展为糖尿病。

什么是空腹血糖异常？

即空腹血糖过高，但未达到糖尿病的诊断标准。

什么是糖耐量异常？

即服用75克无水葡萄糖，进行糖耐量试验后2小时血糖超过正常水平，但未达到糖尿病的诊断标准。

糖尿病和糖尿病前期是缺血性卒中患者脑卒中复发或死亡的独立危险因素。糖尿病患者发生缺血性卒中的概率为正常人的 2～3 倍，所以切莫忽视控制血糖在缺血性卒中二级预防中的重要性。

国内指南建议，糖尿病患者推荐糖化血红蛋白控制目标为＜7%；日常血糖控制目标应个体化，避免发生低血糖，一般空腹血糖建议控制在 4.4～7.0mmol/L，非空腹血糖建议控制在＜10.0mmol/L。

在临床上，缺血性卒中或 TIA 患者发病后会常规进行血糖、糖化血红蛋白监测以了解患者的血糖水平，糖化血红蛋白用以评估患者近 3 个月的血糖情况。

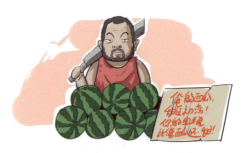

无明确糖尿病病史的患者急性期后应常规接受口服葡萄糖耐量试验来筛查有无糖耐量异常或糖尿病。

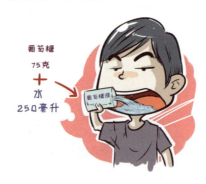

第三章 | 缺血性卒中二级预防

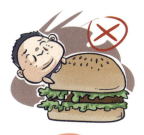
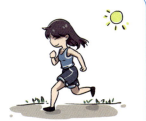
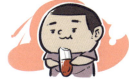
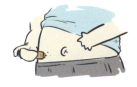

通过合理饮食、运动、口服降糖药及皮下注射胰岛素控制血糖水平。

——美国糖尿病协会（ADA）

医生制定降糖方案时会充分考虑患者的临床特点和药物的安全性。但不论是口服降糖药，还是注射胰岛素，其作用都是降低血糖。因此，糖尿病患者日常生活需警惕低血糖事件带来的危害，它会导致脑缺血损伤和水肿加重，不利于脑卒中的预后。

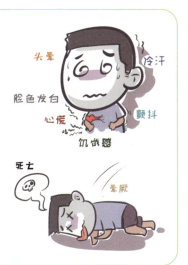

日常预防低血糖的注意事项

① 规律进食;
② 进食量相对恒定,避免一顿多一顿少;
③ 选择合适的运动及运动量;
④ 定期监测血糖;
⑤ 随时携带糖果或饼干,以防发生低血糖;
⑥ 使用合理的降糖方案与药物用量;
⑦ 个体化综合控制目标。

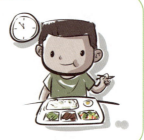

(三)吸烟

大量研究证实,吸烟者发生缺血性卒中的风险比不吸烟者高 2.5~5.6 倍。

长期吸入二手烟,发生脑卒中的风险会大大增加;吸烟者的周围环境中也可能留有香烟中的有害物质,造成三手烟污染。建议缺血性卒中或 TIA 患者避免主动吸烟,远离被动吸烟环境。

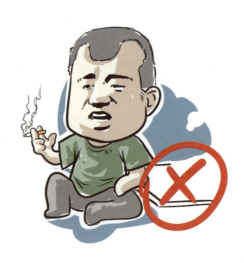

第三章｜缺血性卒中二级预防

有效的戒烟手段有哪些？

1. 家属劝告、鼓励，帮助吸烟者树立戒烟信心。
2. 使用尼古丁替代产品，如尼古丁贴片、尼古丁鼻喷剂等。
3. 口服戒烟药物，如酒石酸伐尼克兰片、盐酸安非他酮等。

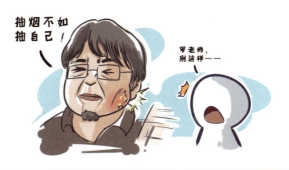

（四）饮酒

长期大量饮酒和急性酒精中毒是导致缺血性卒中发生的高危因素，酒精可直接刺激血管壁引起血管硬化。

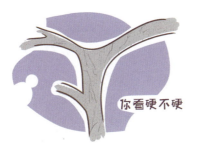

限酒建议：

1. 不饮酒者，不建议少量饮酒以预防心脑血管疾病。
2. 饮酒者，男性每天≤2标准杯，女性每天≤1标准杯，孕妇忌酒。

1标准杯约为：啤酒360毫升，红酒150毫升，白酒45毫升。

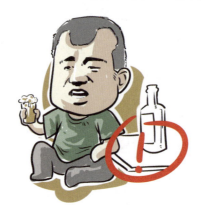

（五）肥胖

肥胖可给身体带来多方面的影响，其中可直接或间接引发脑卒中、糖尿病、心脏病等疾病。

适当的锻炼可增加脂肪消耗、减少体内胆固醇沉积、提高胰岛素敏感性，对预防肥胖、控制体重、增加循环功能、调整血脂和降低血压、减少血栓形成等均有益处，是防治脑卒中的积极措施。

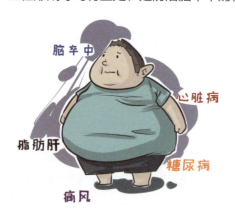

① 不提倡剧烈运动，如快跑、登山等，宜选择散步、快走、慢跑、柔软体操、打太极拳等有氧运动。

② 建议每周运动1～3次，每次40分钟，选择中度至强度有氧运动（中度如快走，强度如慢跑）。

③ 运动功能障碍或合并心肺疾病的患者应咨询康复治疗师，制订个性化的运动方案。

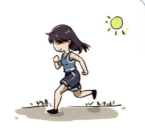

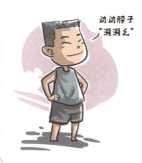
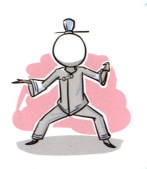

二 药物预防

（一）抗栓药物

抗栓药物是缺血性卒中二级预防的重要手段，可以阻断血小板、纤维蛋白等物质异常聚集。抗栓药物主要包括抗血小板药和抗凝药；抗凝药"抗聚集"的效果更强，也更容易引起出血。

缺血性卒中二级预防患者指南

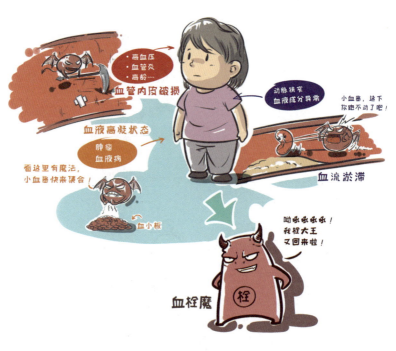

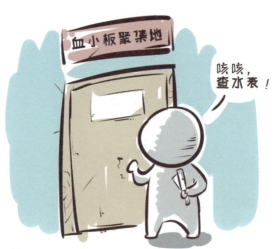

第三章 | 缺血性卒中二级预防

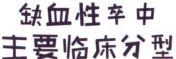

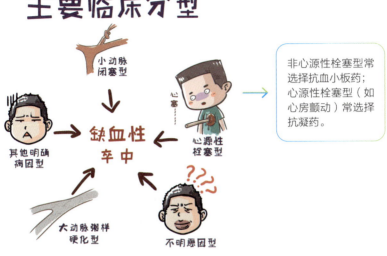

非心源性栓塞型常选择抗血小板药；心源性栓塞型（如心房颤动）常选择抗凝药。

1. 抗血小板药

抗血小板药主要包括阿司匹林、氯吡格雷、西洛他唑、替格瑞洛、双嘧达莫等。

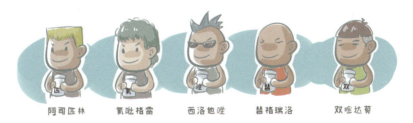

大量研究显示，小剂量阿司匹林可明显减少TIA和缺血性卒中发作，是抗血小板治疗中的首选药物；对阿司匹林存在禁忌或不良反应的患者可选择氯吡格雷替代。

缺血性卒中二级预防患者指南

双抗是什么意思?

双抗指同时服用两种抗血小板药,即阿司匹林+氯吡格雷。

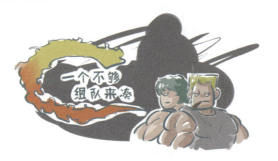

发病在24小时内,具有高复发风险的急性非心源性TIA或轻型缺血性卒中的患者,应尽早给予双抗治疗21天;支架手术前后也应常规应用双抗以防止急性血栓形成。

我应该吃多少剂量?

一般情况下用量为阿司匹林每日100毫克或氯吡格雷每日75毫克。

针对出血风险不高,且之前未使用过抗血小板药的缺血性卒中或TIA患者,为迅速达到抗血小板作用的目的,可使用首剂双抗负荷量,即阿司匹林300毫克+氯吡格雷300毫克。

第三章 缺血性卒中二级预防

抗血小板药物的副作用：

常见皮疹、腹泻、腹痛、脏器出血等，尤应注意有无出血倾向，如牙龈渗血、皮肤黏膜淤青、黑便等，如若发现应及时告知医护人员或就医，应尽早干预。

服用注意事项：

避免食用坚硬食物，使用软毛牙刷，选择柔软衣物，避免磕碰外伤等。

② 抗凝药

缺血性卒中的病因中约20%为心源性，即因心脏节律或结构异常导致发生脑卒中，如心房颤动（房颤）、心脏瓣膜病、心肌梗死等；其中房颤占15%，为最主要的原因。房颤易产生血栓的部位为左心耳，当脱落的栓子随血流经过颈部血管进入大脑，即可堵塞大脑动脉。

因此，缺血性卒中或TIA患者可通过24小时动态心电图筛查是否有房颤；原因不明者，可适当延长筛查时间。若房颤患者并发缺血性卒中或TIA等缺血性事件，则须长期服用抗凝药以防再次发生脑卒中。

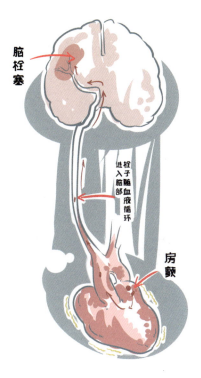

041

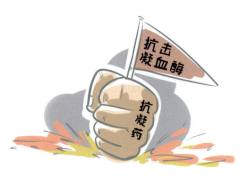

抗凝药主要包括两大类:
① 传统抗凝药,如华法林。
② 新型口服抗凝药,如利伐沙班、达比加群酯。

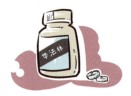 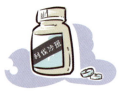 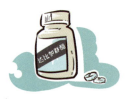

① 服用华法林期间,须定时接受凝血功能监测,在目标剂量下使国际标准化比值(INR)维持在 2.0～3.0。当INR＜2.0时,心脑血管形成血栓的风险迅速增加;INR＞3.0时,机体出血风险则迅速增加。

② 应考虑华法林与食物的相互作用。服用华法林期间,食用增强抗凝作用的食物可能会增加出血的风险,如芒果、鱼油、葡萄柚等;富含维生素K的食物有降低抗凝的作用,可能会降低华法林的药效,如菠菜、胡萝卜、蛋黄、猪肝等。但除了绝对禁忌证,不大量或过量服用该类食物,一般是安全的。

③ 当患者有出血症状时,可使用维生素K1进行拮抗,同时使用凝血酶原复合物迅速补充凝血因子,或使用新鲜冰冻血浆、冷沉淀等强化凝血功能。

新型口服抗凝药吸收迅速，安全性高，出血风险较华法林低，无须定时抽血监测INR；但其价格相对较贵，国内尚无针对这类药物的特异性拮抗剂。出血时可使用凝血酶原复合物、新鲜冰冻血浆或冷沉淀等。

（二）他汀类药物

通常人们所说的血脂高（高血脂）是指血液中低密度脂蛋白胆固醇（LDL-C）异常升高，该指标升高可直接导致心脑血管疾病的发生与发展。

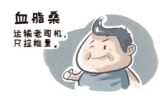

高血脂引发缺血事件的机制：
高血脂导致血液黏稠度增加，血流速度减慢，血管内皮损伤，从而使血管壁粥样硬化斑块形成，进而减少脑部血液供应，引发缺血性卒中或TIA。

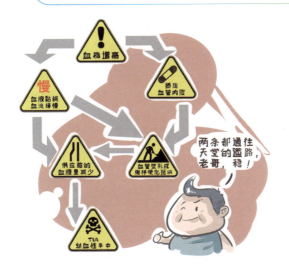

他汀类药物是国内外指南一致推荐的一类药物，用于：① 降低低密度脂蛋白胆固醇（LDL-C）；② 稳定动脉粥样硬化斑块。

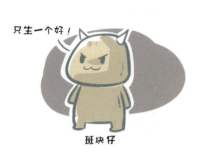
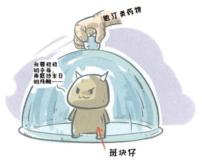

他汀类药物主要包括瑞舒伐他汀钙、阿托伐他汀钙等，可长期服用，控制 LDL-C 的目标值为 ≤1.8mmol/L（70mg/dL），或使其降低为基础血脂的50%以下；但切不可私自停药或减药。

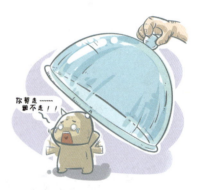

长期服用他汀类药物总体来说是安全的，但也有少数人会引起肝肾功能异常，需定期随访监测。

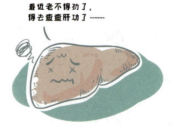

第三章 | 缺血性卒中二级预防

 我血脂又不高为什么还总需要吃降血脂药？

他汀类药物除了降血脂外，还有稳定血管内斑块的作用。因此，对于有血管内粥样硬化斑块的患者，即使没有血脂升高的情况，也应服用他汀类药物以预防斑块破损脱落。

 我又不胖，怎么会得高血脂？

没有肥胖却出现血脂异常，可能与遗传、内分泌、代谢等因素有关。检查报告中一旦提示血脂异常，就应及时采取干预措施，若调整饮食、运动等生活方式无法改善指标，则需采用药物干预。

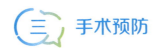 手术预防

 为什么要做手术？

人的大脑是人体的最高指挥官，控制着我们的思维与行为，这一切有条不紊进行的前提是脑组织有充足的血液供应。

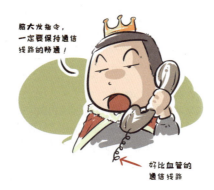

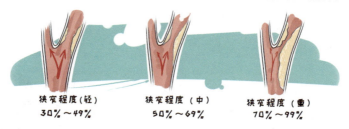

粉色为颈部动脉血管,黄色为动脉粥样硬化斑块,红色箭头为血流方向

狭窄程度(轻) 30%~49%　　狭窄程度(中) 50%~69%　　狭窄程度(重) 70%~99%

动脉血管狭窄的程度越重,通过的血流越少,相应部位发生缺血、坏死的概率就越大。当血管狭窄到一定程度,就需要通过手术治疗降低缺血性卒中再发的风险。

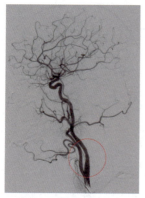

正常右侧颈动脉造影侧位图

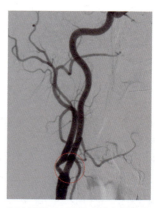

颈内动脉C1段轻度狭窄斜位图

第三章 缺血性卒中二级预防

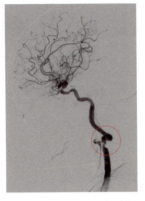
颈内动脉C1段中度狭窄侧位图

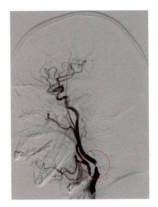
颈内动脉C1段重度狭窄侧位图

什么情况下需要通过手术治疗预防复发?

常规推荐手术治疗情况如下。

1. 针对颈动脉颅外段狭窄者,狭窄率>50%+近期发生过TIA或缺血性卒中+医生评估手术风险较低。

2. 针对症状性椎动脉颅外段动脉粥样硬化狭窄者、锁骨下动脉狭窄或闭塞引起后循环缺血症状者、颈总动脉或者头臂干病变导致的TIA和缺血性卒中者,当内科药物治疗无效,且无手术禁忌时。

3. 针对症状性颅内动脉粥样硬化性狭窄>70%的缺血性卒中或TIA 患者,当内科药物治疗无效,可选择血管内介入(支架、球囊扩张等)治疗,但应慎重。

推荐手术时机：无禁忌证者，一般在发病后2周内进行手术。

 有哪些手术方式？

根据动脉硬化斑块的部位不同，手术方式也不同：

1. 颈动脉颅外段：颈动脉内膜剥脱术（CEA）或颈动脉支架置入术（CAS）。

CEA与CAS在术后1年同侧脑卒中的发生率、血管再通率及5年任意脑卒中的发生率等风险上差别不大，可根据患者自身个体化的情况选择。除此之外，还可从治疗成本、医院技术资质等方面综合考虑。

2. 其他动脉颅外段：血管内支架置入术，部分病变如锁骨下动脉可选择外科血管搭桥手术。

3. 颅内动脉血管：血管内介入治疗，如支架和/或球囊扩张等，或外科血管搭桥手术。

具体选择何种手术方式，医生会根据患者的具体情况，权衡不同手术方式的利弊；同时也会充分尊重患者及其家属的意愿。

 手术怎么做？

第三章 | 缺血性卒中二级预防

1. 颈动脉内膜剥脱术（CEA）。

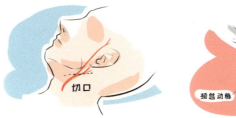

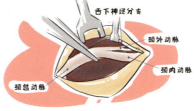

① 在颈部沿颈动脉走行做切口　　② 分离肌肉充分暴露颈动脉

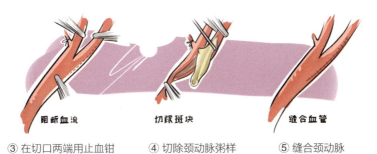

③ 在切口两端用止血钳夹闭阻断血流　　④ 切除颈动脉粥样硬化斑块　　⑤ 缝合颈动脉

2. 颈动脉支架置入术（CAS）：一般选择桡动脉或股动脉等。

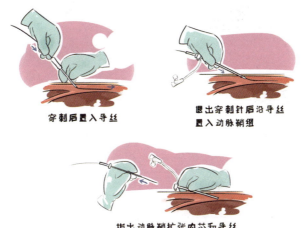

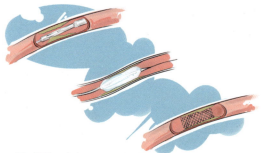

将球囊/支架沿动脉鞘置入狭窄处并释放

手术风险大吗?

任何手术都存在风险,但是目前血管内介入治疗手术在国内的发展已经非常成熟,技术安全可靠,虽然可能存在以下并发症,但多数在可控范围内。

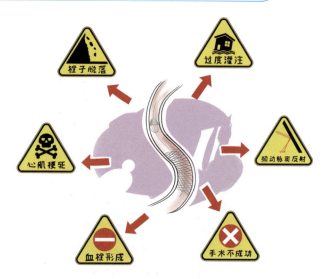

第四章
缺血性卒中的并发症

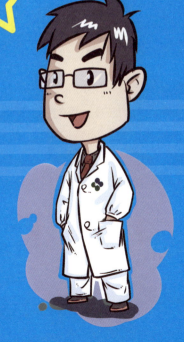

脑水肿与颅内高压

脑卒中后颅内血液循环障碍易导致脑组织水肿，而大脑容量相对固定，发生脑水肿后，肿胀的脑组织就会挤压周围空间，从而导致颅内压增高。

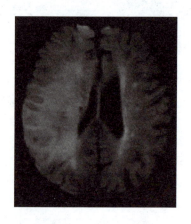

在MRI上看水肿的脑组织：正常的脑组织像核桃样（图右半侧），水肿后的脑组织"膨大"，挤压颅腔（图左半侧）。

患者一旦发生严重的脑水肿和颅内高压，可导致原有的功能障碍加重，如原本乏力的肢体，可能会出现乏力加重或进展为完全无法动弹；意识状态下降，如意识不清、无法正常对答，或一直嗜睡、难以叫醒。严重脑水肿和颅内压增高是急性重症缺血性卒中的常见并发症，也是缺血性卒中患者死亡的主要原因之一。

 哪些因素会使患者的颅内压增高加重？

第四章 | 缺血性卒中的并发症

如剧烈咳嗽、情绪激动、过度用力、便秘或用力排便等都可能使颅内压增高,同时也要避免或及时处理高热、癫痫等大幅增加大脑氧耗的情况。

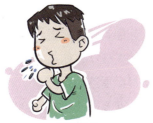

剧烈咳嗽

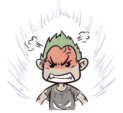

情绪激动

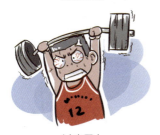

过度用力

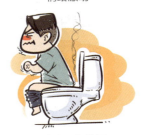

便秘或用力排便

如果发生了颅内压增高,医生会如何处理?

1. 卧床患者抬高床头>30°,有助于减轻脑水肿。
2. 快速静脉滴注甘露醇注射液或高张盐水可明显降低颅内压,降低脑疝发生的风险。
3. 经药物治疗病情仍持续加重,尤其是意识水平降低的患者,可请脑外科会诊行去骨瓣减压术,以降低病死率、残疾率。

脑梗死后出血转化

脑梗死后出血转化一般分为两类：一类是无症状性出血转化，即仅有影像学检查显示微出血，但不引起原有病情加重；另一类是症状性出血转化，即患者出现了脑出血相关症状，如头痛、血压急剧升高，严重者瞳孔散大、意识加重，甚至昏迷、死亡。

脑梗死出血转化发生率为8.5%～30%，其中有症状的为1.5%～5%。因此，无症状性出血转化并不可怕，有时甚至可能自行好转；症状性出血转化虽可怕，但发生的比例并不高。

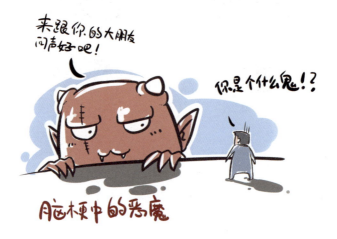

1. 高风险人群有哪些？

研究显示大面积脑梗死、心源性脑栓塞、年龄＞70岁、应用抗栓药（尤其是抗凝药）或溶栓药等会增加出血转化的风险。

第四章 | 缺血性卒中的并发症

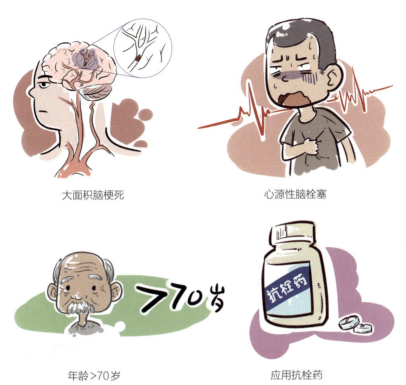

大面积脑梗死　　　　　心源性脑栓塞

年龄>70岁　　　　　应用抗栓药

②. 出血转化是如何引起的？

目前，脑梗死后出血转化的机制尚不完全清楚。大面积脑梗死会导致梗死区内的小动脉管壁变薄、变脆，当侧支循环开放时，血液再通可能引起小动脉压力增高而破裂出血；血管内治疗后的出血转化，通常也是因为血管再通后导致的脑灌注损伤；抗栓或溶栓药引起的出血转化主要与药物机制相关，所以患者需要严格遵医嘱服用该类药物，并定期返院复查。

③ 出血转化如何治疗？

若患者出现无症状性出血转化，无须特殊治疗，仅给予对症处理即可。如果发生症状性出血转化，临床上的处理包括停用抗栓药（抗血小板药、抗凝药）等可能导致出血的药物；医生会根据具体情况，选择性地使用拮抗药，同时针对患者的个体化情况对症处理，如药物降压、外科手术等。

深静脉血栓

深静脉血栓（DVT）是指血液非正常地在深静脉内凝结成块，导致静脉回流障碍，是缺血性卒中后的常见并发症。DVT多发生于下肢，以严重瘫痪、高龄、房颤以及长期卧床者多见。症状性DVT的发生率约为2%，主要症状为患肢红、肿、热、痛，严重者还会引起肺栓塞，危及患者的生命安全。

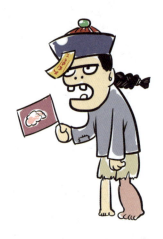

 深静脉血栓是如何发生的？

第四章 缺血性卒中的并发症

深静脉血栓的发生与静脉内皮损伤、血流速度慢及血液高凝状态有关。血管就像金属水管，如果使用时间长，管壁就会生锈，锈斑逐渐增大，如果水流速度慢，或水中存在杂质，水管就容易堵塞。

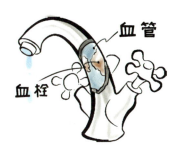

 深静脉血栓如何预防？

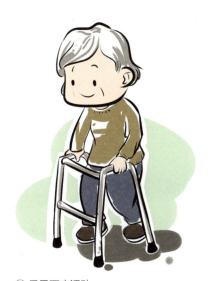

① 尽早下床活动

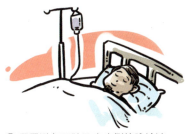

② 尽量避免下肢及瘫痪侧静脉输液

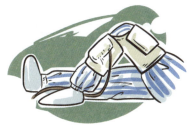

③ 卧床者使用加压装置（足泵）促进血液循环

 发生深静脉血栓应该怎么办？

缺血性卒中二级预防患者指南

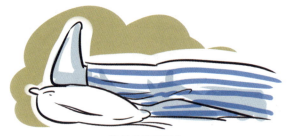

① 抬高患侧肢体

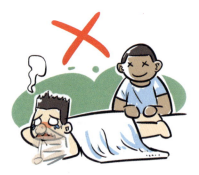

② 避免患侧按摩及输液

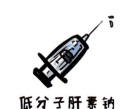

低分子肝素钠

③ 药物干预（低分子肝素钠）

四　吞咽障碍

吞咽障碍指因咽喉部器官结构和/或功能受损，无法安全有效地将食物由口送到胃内获得足够营养和水分的情形，是脑卒中后最常见的神经功能障碍之一，脑卒中患者并发吞咽障碍的发生率约为50%，也就是每2个脑卒中患者中即有1个存在吞咽障碍。

第四章 | 缺血性卒中的并发症

脑卒中患者存在吞咽障碍有哪些表现？

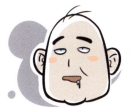
流口水或食物外漏

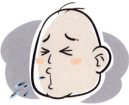
进食时有咳嗽，尤其是饮水时

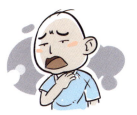
感觉喉咙有异物，频繁清嗓子

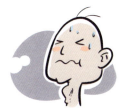
进食时有哽咽感，甚至有窒息感

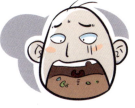
进食后食物残留在口腔中

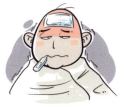
频繁发热，肺部感染

吞咽障碍对患者有什么影响？

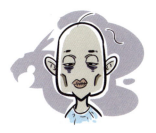
轻者：营养摄入不足，影响疾病康复

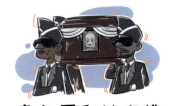
重者：引发肺炎、噎食、甚至窒息

如何预防吞咽障碍？

吞咽障碍的预防重在早期识别。患者入院后，专科医护人员将

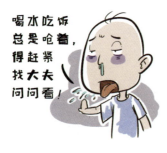

采用洼田饮水试验对所有患者的吞咽功能进行初筛。试验主要通过医护人员观察患者饮水是否呛咳及饮水速度进行,根据评估结果,医护人员将对患者进行个体化的安全进食技巧指导。

不能经口进食或经口进食风险大、进食量不能满足日常所需者:常规留置胃管或胃肠造瘘,以满足日常营养需要。

能经口进食者:依据患者的吞咽能力,选择密度均匀、黏性适当、不易松散的易吞咽的食物。

对于吞咽障碍的患者来说,糊状食物比液体及固体类食物更安全:糊状食物密度均匀、黏性适当、不易松散,而液体类食物(水、汤、果汁等)在通过咽喉时流速过快,易导致呛咳、误吸,固体食物同样因脆性、黏性太高而存在呛咳、误吸的高风险。

有吞咽风险但可经口进食的患者应该如何进食?

固体类食物:

如威化饼干、坚果、蛋黄、水果、年糕或其他不易嚼烂的食物,不建议直接进食,因为这一类食物容易导致口腔食物残留或不易咀嚼吞咽,导致误吸、噎食,可借助搅拌机将食物充分捣烂成糊状再进

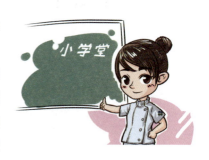

食，部分患者需要在其中加入凝固粉。

液体类食物：

进食时添加凝固粉，根据患者的实际情况，将食物调制成糊状，并选择合适的黏稠度，如蜂蜜状、蛋羹状、布丁状等。

凝固粉是什么？

凝固粉是专为吞咽困难人群设计的无色无味的食物增稠剂，它可在不改变食物营养成分的前提下，加入各类冷热食品中将其调制成合适的黏稠度，以提高进食安全性，使患者重新享受进食的乐趣。

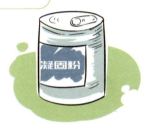

除此之外，康复训练也是改善患者吞咽功能的必要措施，患者可在康复治疗师的指导下，进行吞咽功能的逐步康复。

卒中相关性肺炎

卒中相关性肺炎（SAP）是指原无肺部感染的脑卒中患者罹患感染性肺实质炎症，与卒中后机体的功能障碍有密切的联系。

为什么会患卒中相关性肺炎？

卒中相关性肺炎的发生率约为10.1%，误吸是主要原因，而意识障碍、吞咽困难是导致误吸的主要危险因素，其他包括呕吐、卧床等。SAP不仅是导致缺血性卒中患者死亡的主要因素之一，还明显增加了医疗费用，延长了住院时间。

如何预防卒中相关性肺炎？

早期评估和处理吞咽困难是预防卒中相关性肺炎的有效手段，但不推荐预防性应用抗生素。

针对意识障碍、卧床患者：

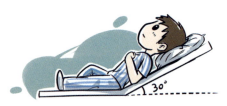

① 常规床头抬高30°

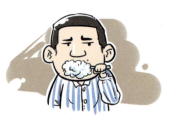

② 保持口腔卫生

第四章 | 缺血性卒中的并发症

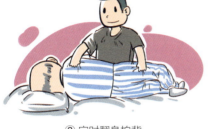

③ 定时翻身拍背

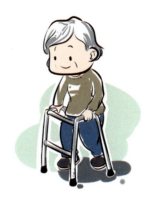

④ 早期下床活动

发生卒中相关性肺炎后应该怎么做？

在上述措施的基础上，医生还会选择性地使用止咳化痰药物，并根据痰培养结果选用敏感性强的抗生素。

（六）排尿障碍

排尿障碍在缺血性卒中早期患者中很常见，主要包括尿失禁与尿潴留。住院期间中重度卒中患者40%～60%会发生尿失禁，29%会发生尿潴留。

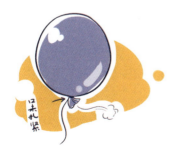

尿失禁是指患者无法自主地控制尿液流出尿道。储存尿液的膀胱就像一个气球，尿失禁就是气球内的液体不断地向外渗漏。

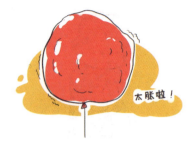

 排尿障碍会有什么危害？

排尿障碍不仅影响患者的日常生活，严重者还可导致尿路感染，引发上尿路功能损害等诸多问题。

针对这种情况，医护人员将如何处理？

① 医护人员会针对患者的排尿功能进行早期评估并安排康复治疗。

② 尿失禁的患者应尽量避免留置尿管，因留置尿管即存在泌尿系统感染的风险；男性可使用小便壶、保鲜袋接取尿液，女性可使用纸尿裤、尿盆等。

③ 对尿潴留的患者采用系列的功能锻炼等方法，促进排尿功能恢复。

④ 不论男性或女性都应保持尿道口周围皮肤清洁干燥，以避免发生失禁性皮炎。

⑤ 如果患者出现发热、尿液浑浊等怀疑尿路感染的症状时，医生将根据病情选择抗感染治疗，但不会预防性地使用抗生素。

第四章 | 缺血性卒中的并发症

尿潴留持续不缓解有什么办法吗?

可留置尿管或间歇性导尿。留置尿管时,应做好尿管和尿道口的护理,以避免尿路感染:①每日用温水有效清洗会阴部及尿道口2次;②避免尿袋接触地面或高于耻骨联合位置;③避免对尿管行"拖、拉、拽"等牵拉动作;④多饮水,无禁忌者每日饮水量应至少为2000毫升;⑤倾倒尿液前后使用消毒棉片消毒尿袋口;⑥定期更换尿管。

 卒中后抑郁

我叔怎么生病之后就变得沉默寡言、情绪低落、反应迟钝,还对所有事情都漠不关心?但又焦虑、容易生气、不配合治疗?这么矫情?是不是作?

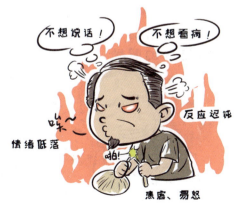

> 这并非是矫情或作,而是卒中后情感障碍,是一种疾病,我们称之为"卒中后抑郁"。

卒中后抑郁（PSD）是指发生卒中后患者表现出卒中症状以外的一系列以情绪低落、兴趣缺失为主要特征的情感障碍综合征,常伴有躯体症状。

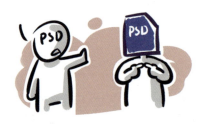

PSD是卒中后常见的并发症之一,发生率约为50%,这意味着两位脑卒中患者,即有一位可能合并PSD。PSD可发生在卒中急性期或康复期的任何阶段,与卒中的不良预后密切相关。如未及时发现和治疗,将影响卒中后患者神经功能的恢复与回归社会的能力。

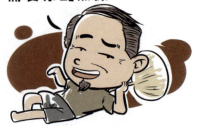

① 神经功能恢复障碍、独立生活能力丧失

第四章 | 缺血性卒中的并发症

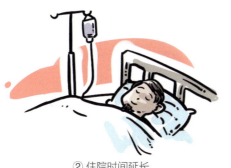

② 住院时间延长

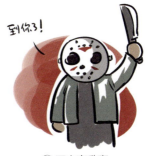

③ 死亡率升高

PSD怎么治疗呢?

① 重视心理治疗

家人的陪伴与抚慰在帮助患者树立战胜疾病的信心中尤为重要。在疾病初期,患者因接受不了疾病带来的躯体功能障碍及患者角色转换,常表现出抑郁情绪,不配合治疗和护理。PSD尤其易发生于青年或瘫痪严重而意识清醒的卒中患者。对于重度抑郁者,医生将及时转介心理治疗师进行专业的心理干预。

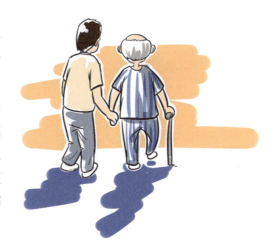

067

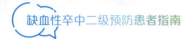

② 药物辅助治疗

确诊PSD者给予抗抑郁药物治疗，如盐酸舍曲林，西酞普兰、文拉法辛等。

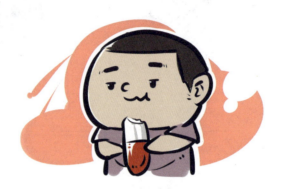

第五章

缺血性卒中康复治疗

为什么要进行康复治疗?

我国每年的新发脑卒中患者近200万人,疾病可导致患者存在运动、语言、吞咽、认知等方面的问题,其中70%~80%的患者因遗留后遗症无法独立工作和生活,大大降低了患者的生活质量,给家庭和社会也造成了沉重的负担。

① 运动问题:因肢体无力或瘫痪导致的行走不能,或无法完成肢端精细动作。

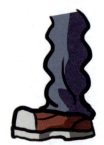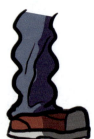

② 语言问题:缺血性卒中导致的语言问题分为三类:

*感觉性失语:指自己能说,但听不懂别人说话的意思。

*运动性失语:指自己说不出来或说不清楚,但能听懂别人说话。

*混合型失语:指既听不懂别人说话,又说不出来或说不清楚。

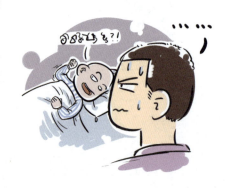

第五章 | 缺血性卒中康复治疗

③ 吞咽问题：进食呛咳或咀嚼无力、不能吞咽等。

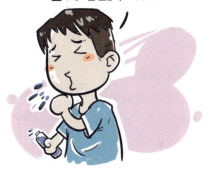

④ 认知问题：计算能力下降、记忆力下降、不能区分时间或地点、不能认清人物等。

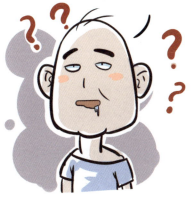

目前，康复治疗是国内外权威指南一致推荐的缺血性卒中后神经功能恢复最有效的治疗措施，它可以最大限度地减轻功能障碍和预防肢体挛缩、压力性损伤、肺炎、下肢静脉血栓等并发症，提高患者的日常生活能力，使患者早日回归家庭与社会。

康复误区

缺血性卒中患者因功能障碍,完成日常活动存在一定的困难,且缺血性卒中是大病,需要卧床静养,这是误区。

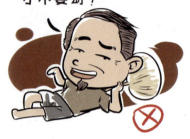

缺血性卒中患者最佳康复期是发病后3个月内,这段时间被称为康复的"黄金时期"。发病后,大脑功能并没有完全"报废",通过及时的康复训练有可能唤醒健全脑细胞的"潜能",使失去的功能得以恢复。因此,康复治疗宜早不宜迟。

缺血性卒中康复治疗有哪些?

康复治疗根据内容可分为物理治疗、作业治疗、言语治疗、中医治疗等。

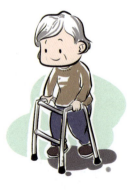

1. 物理治疗(PT)包括运动治疗和物理因子治疗。运动治疗是通过手法操作或借助器械等主动或被动运动的方式恢复患者已经减弱、甚至丧失的运动功能;物理因子治疗是运用除力学以外的电、声、光、磁、水、冷、热等各种物理因子治疗疾病,促进患者功能康复。

2. 作业治疗（OT）是针对患者的功能障碍，从日常生活活动、手工操作劳动或文体活动中，选用一些针对性强、有助于逐步恢复、改善功能和提高技巧的治疗方法。

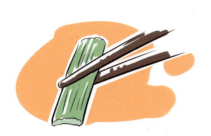

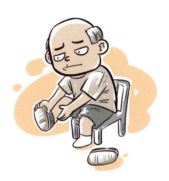

自己穿衣服也是一种作业治疗吗？

是的。患者的衣物应遵循舒适、便捷、防滑的原则：衣裤宜选用透气、舒适的纯棉材质，上装最好为开衫，裤子以使用松紧带为宜，便于穿脱；鞋子以鞋底较硬、防滑的包鞋为宜，尽量避免穿拖鞋。

衣服穿脱流程：穿衣时，先穿患侧，后穿健侧；脱衣时，先脱健侧，后脱患侧。当患者具备独立坐起的能力时，即可开始练习穿脱衣服，但身旁需有人保护。

3. 言语治疗（ST）是针对各种原因引起的听力、语言及吞咽障碍的患者进行评定和训练，包括冰刺激、电刺激，以尽可能改善或恢复其听、说等言语交流及吞咽的功能。

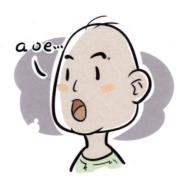

4. 中医治疗是利用针灸、推拿、太极拳等方式促进功能的恢复。

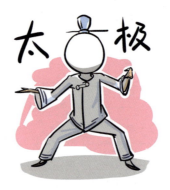

康复治疗根据时间与地点可分为一级康复、二级康复和三级康复。

1. 一级康复又称早期康复，是指缺血性卒中发病 14 天内开始的康复过程，通常在医院急诊室或神经科病房进行。此阶段多为卧床期，当患者生命体征平稳，症状或体征不再进展后就可进行；轻中度缺血性卒中患者可在发病 24 小时后即开始，主要有良肢位摆放、关节主动或被动活动训练、早期坐位训练等。

① 卧床期：偏瘫患者须进行良肢位摆放，并坚持肢体关节主动或被动活动训练，目的是预防肢体出现痉挛和防止继发性关节挛缩畸形及肌萎缩。

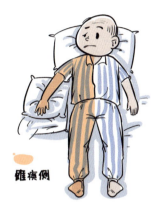

仰卧位
瘫痪侧肩、髋及肘后垫枕头以防关节外展、外旋，手指伸展或微屈，头偏向瘫痪肢体侧，给予良好的支撑。

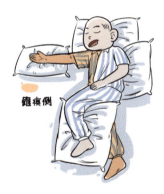

瘫痪侧卧位
瘫痪侧肩尽可能前伸，上肢前伸与躯干的角度不小于90°，前臂旋后，腕被动背伸；健侧上肢可放在身上或背后的枕头上；下肢呈迈步位，瘫痪侧腿保持伸髋、稍屈膝的体位。

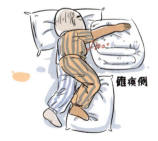

健侧卧位
瘫痪侧肩前伸，上肢上举100°，朝前放在支撑的枕头上；患侧下肢向前屈髋屈膝置于支撑的枕头上；健侧上肢可放在任何舒适的位置，健侧下肢平放在床上，轻度伸髋屈膝。

② 稳定期：患者应在护理人员或家属的帮助下进行坐位训练、主动活动训练、被动活动训练。主动活动训练指患者主动进行肌肉收缩完成的运动训练，通常依靠患者自身的力量活动肢体关节；被动活动训练指患者借助外力帮助肢体活动的训练，如借助家属、物理治疗师或器械的力量帮助患者活动肢体关节。

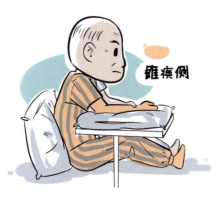

床上直腿坐位
髋关节屈曲至近于直角的适宜角度，脊柱伸展，头部无须支撑；早期为防止躯干前倾和后仰，可在患者身前放置桌板，背后用足够的枕头和靠背给予支撑；之后逐渐撤出支撑物，以双手反支撑继而过渡到无支撑坐位。

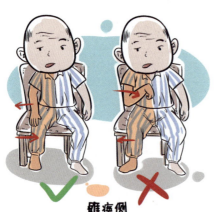

床旁坐位

③ 康复期：当患者双下肢可以负重站立时即逐渐过渡至床旁站立、行走训练，以尽早获得基本步行能力，但应注意防跌倒等安全性问题。

④ 康复训练强度：结合患者的体力、耐力和心肺功能情况考虑，在条件允许的情况下，适当增加训练强度是有益的，但应在医护人员指导下进行。

2. 二级康复又称恢复期康复，一般指缺血性卒中发病1个月到半年内实施的康复治疗，通常是在医院康复科或专科康复医院进行。此阶段的训练内容有站立、行走、进食、排泄、上下楼梯、手拐使用等。该阶段的康复重点为全面的功能康复，为进一步回归家庭和社会打下基础。

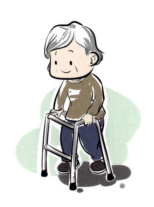

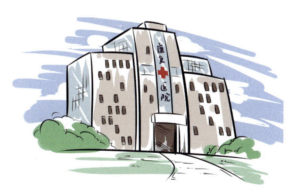

3. 三级康复又称社区康复，在缺血性卒中发病半年后进行，通常是在社区和家中进行。此阶段主要以在家中、社区也能进行的常规训练内容为主，如肢体力量训练等。该阶段的康复可以使患者获得更好的运动功能、日常生活活动能力，进而提高生活质量、减少缺血性卒中后并发症的发生。

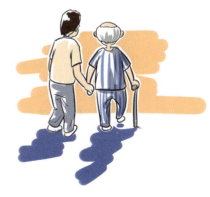

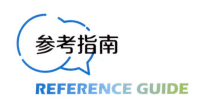

参考指南
REFERENCE GUIDE

[1] 国家卒中急救地图工作委员会，国家卒中急救地图共识专家组. 卒中急救地图专家共识[J]. 中华行为医学与脑科学杂志，2019, 28(1): 2-11.

[2] 中华医学会神经病学分会，中华医学会神经病学分会脑血管病学组. 中国急性缺血性卒中诊治指南2018[J].中华神经科杂志，2018, 51(9): 666-682.

[3] 中华医学会神经病学分会，中华医学会神经病学分会脑血管病学组. 中国缺血性卒中和短暂性脑缺血发作二级预防指南2014[J]. 中华神经科杂志，2015, 48(4): 258-273.

[4] 中华医学会神经病学分会，中华医学会神经病学分会脑血管病学组. 中国脑出血诊治指南（2019）[J]. 中华神经科杂志，2019, 52(12): 994-1005.

[5] 中华医学会神经病学分会，中华医学会神经病学分会脑血管病学组. 中国脑血管病一级预防指南2019[J]. 中华神经科杂志，2019, 52(9): 684-709.

[6] 中华医学会神经病学分会，中华医学会神经病学分会脑血管病学组. 中国脑血管病影像应用指南2019[J].中华神经科杂志，2020, 53(4): 250-268.

[7] William J.Powers, Alejandro A.Rabinstein, Teri Ackerson, et al. 2018年急性缺血性卒中患者早期管理指南美国心脏协会/美国卒中协会为医疗专业人员制定的指南[J]. 国际脑血管病杂志，2018, 26(2): 81-113.

[8]《中国脑卒中防治报告》编写组.《中国脑卒中防治报告2019》概要[J]. 中国脑血管病杂志，2020, 17(5): 272-281.

[9] 中华医学会糖尿病学分会.中国2型糖尿病防治指南（2017年版）[J]. 中国实用内科杂志，2018, 38(4): 292-344.

[10] 中华医学会神经病学分会，中华医学会神经病学分会神经康复学组，中华医学会神经病学分会脑血管病学组. 中国脑卒中早期康复治疗指南[J]. 中华神经科杂志，2017, 50(6): 405-412.

[11] 中华医学会肠外肠内营养学分会神经疾病营养支持学组，中华医学会神经病学分会神经重症协作组，中国医师协会神经内科医师分会神经重症专业委员会，等. 神经系统疾病肠内营养支持中国专家共识（第二版）[J]. 中华临床营养杂志，2019, 27(4): 193-203.

[12] 张通，赵军，白玉龙，等.中国脑血管病临床管理指南（节选版）——卒中康复管理[J]. 中国卒中杂志，2019, 14(8): 823-831.